AF319608

ÉTUDES

D'ANTHROPOLOGIE NORMANDE

3ᵉ FASCICULE :

ANATOMIE ANTHROPOLOGIQUE

DE L'ADULTE

PARIS

LIBRAIRIE J.-B. BAILLIÈRE ET FILS

19, rue Hautefeuille

(Près du boulevard Saint-Germain)

1898

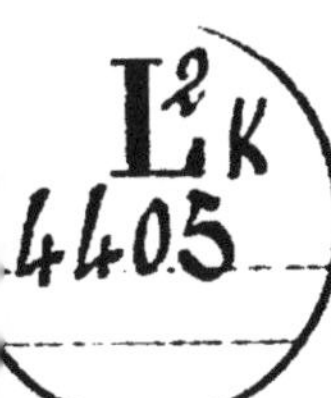

L² K
4405

III

ANATOMIE ANTHROPOLOGIQUE

DE L'ADULTE

ÉTUDES

D'ANTHROPOLOGIE NORMANDE

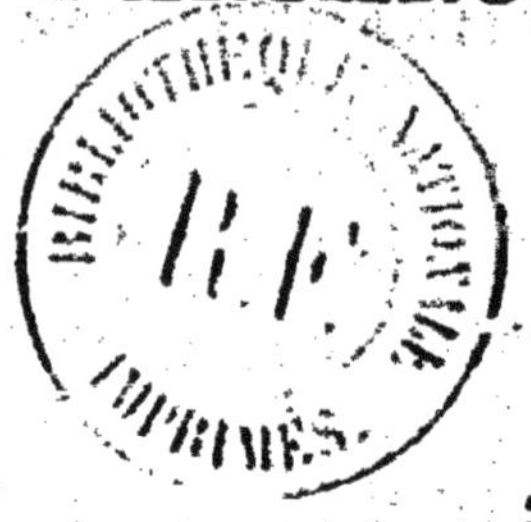

3ᵉ FASCICULE :

ANATOMIE ANTHROPOLOGIQUE

DE L'ADULTE

BIBLIOTHÈQUE NATIONALE — R. F. — IMPRIMÉS

PARIS

LIBRAIRIE J.-B. BAILLIÈRE ET FILS

19, rue Hautefeuille

(Près du boulevard Saint-Germain)

1898

ÉTUDES D'ANTHROPOLOGIE NORMANDE

III

ANATOMIE ANTHROPOLOGIQUE DES NORMANDS (1)

Quelques mots pour expliquer le but et le plan de cette troisième partie ne seront pas inutiles.

Pendant le cours de mes recherches sur les races normandes, il m'est venu à l'idée de recueillir tous les matériaux que je pourrais rencontrer, concernant l'anatomie normale et tératologique des races qui occupent actuellement les cinq départements de la Normandie.

L'idée, bizarre au premier abord, n'en n'était pas moins intéressante, et je me suis félicité dans la suite d'avoir mis mon projet à exécution, puisque j'ai pu rassembler une foule de documents la plupart non signalés jusqu'à ce jour en Normandie, et qui jettent une clarté nouvelle sur les Normands, d'une part, tout en corroborant, d'autre part, sur plus d'un point, les données du transformisme.

C'est donc un travail à la fois anatomique et philosophique.

Pour le dresser, j'ai dû suivre l'ordre adopté par les anatomistes dans leurs traités classiques, seulement, au lieu de donner une description générale des organes, description que l'on peut trouver partout, j'ai simplement noté les anomalies et les caractères propres aux habitants de Normandie.

(1) Pour les détails et les renseignements complémentaires, voyez mon ouvrage : *Anthropologie normande contemporaine* qui doit paraître prochainement.

CHAPITRE I

Mes études ostéologiques ont porté sur 174 crânes de ma province, tant préhistoriques et protohistoriques qu'actuels ; mais comme il convenait de différencier les premiers des seconds, j'ai eu soin de les désigner chaque fois dans le cours de ce travail, afin de permettre la comparaison.

I. — DU CRANE EN GÉNÉRAL

Le crâne normand est généralement bien conformé, les déformations ethniques sont rares, sauf cependant chez l'enfant, grâce à l'usage du serre-tête.

Les déformations rencontrées par moi sont les suivantes :

1° *Scaphocéphalie.* Sur un crâne brisé d'adulte contemporain mais dont la malformation était nettement visible. Pour n'avoir observé qu'un seul cas, je ne veux pas dire que la scaphocéphalie soit excessivement rare en Normandie, en tous cas elle ne doit pas dépasser 2 0/0 ;

2° *Microcéphalie.* Elle est assez fréquente. Malheureusement les observations que nous possédons sur ce sujet sont pour la plupart incomplètes, soit qu'elles ne portent pas sur le vivant, soit que la microcéphalie ait été méconnue (1). J'en connais deux cas personnels ;

3° J'ai noté dans mon deuxième fascicule (page 63), deux cas de *platycéphalie*, que je n'ai jamais rencontrée depuis, même sur le vivant ;

4° Je connais aussi un crâne *plagiocéphale* (moderne) étudié par moi en 1805.

Quant à l'*acrocéphalie*, je ne l'ai jamais vue ici.

---

(1) Voir entre autres : *Hydrocéphalie et microcéphalie*, présenté par M. F. Hue à la Société de médecine de Rouen (11 mai 1891).

Les sutures n'offrent à considérer rien de particulier, cependant je dois signaler la présence de la *suture métopique* sur des crânes d'adultes de trente ans (4 0/0).

J'ai également rencontré le *ptérion retourné* cinq ou six fois.

Et encore la présence de l'*os des Incas*, sur un crâne de femme adulte du XVIIIᵉ siècle.

J'ai observé les os *wormiens fontanellaires*............84 0/0
— os *wormiens suturaux*...............91 0/0

Quant aux os *wormiens endocrâniens*, j'ai pu les observer maintes et maintes fois.

J'ai parlé ailleurs de l'*indice céphalique*, je me contenterai de rappeler que chez les Normands ce dernier est de 80.

Quant à la *capacité crânienne*, mesurée avec le plomb nº 8, suivant la méthode ordinaire de Broca, je l'ai trouvée de 1,490 centimètres cubes en moyenne.

Examinons maintenant en détail chacun des os qui constituent le crâne.

CHAPITRE II

OS DU CRANE

I. — OCCIPITAL

Occipital. — J'ai mentionné déjà plus haut la présence de l'*os épactal des Incas,* constant, on le sait, dans la série animale. Rambaud et Renaut l'ont trouvé 16 fois sur 85.

J'ai constaté également sur 7 crânes l'*orifice du canal mastoïdien,* qui s'ouvre dans la portion temporale du sinus transverse, le professeur Poirier (*Traité d'Anatomie humaine,* tome 1, page 383), dit que le *canal condylien antérieur* est fréquemment double, ayant remarqué quelquefois cette anomalie.

Je n'ai jamais trouvé le troisième condyle, dont parlent Tafani, Sergi, Romiti.

La direction et la situation du trou occipital ont attiré mon attention.

Ne possédant point de goniomètre *ad hoc,* j'ai dû m'en fabriquer un moi-même.

J'ai pu, de cette façon, mesurer sur 24 individus les trois angles de Daubenton, de Broca (angle occipital) et angle basilaire.

Voici mes résultats :

Angle occipital de Daubenton..........		+ 8·9
Angle occipital de Broca.............	14·5	à 19·2
Angle basilaire de Broca.............	15·2	à 26·1

Comparons ces chiffres à ceux signalés par le Dr Topinard (*L'Anthropologie,* page 53).

25 séries humaines :

Angle occipital de Daubenton.........	1·5	à + 0·3
Angle occipital de Broca.............	10·3	à 20·1
Angle basilaire de Broca.............	14·3	à 20·3

Tandis que chez les chimpanzés les angles sont de :

Angle occipital de Daubenton .... 26°2

Angle occipital de Broca............................ 35°5

Angle basilaire de Broca............................ 45°5

II. — AUTRES OS

Sphénoïde.

J'ai bien peu de chose à dire sur le sphénoïde, parce que d'abord cet os ne se prête pas à un examen direct, et de plus qu'il m'était difficile de l'étudier commodément.

J'ai vu seulement une fois l'apophyse clinoïde moyenne s'allonger en pointe et se souder à l'apophyse clinoïde antérieure, formant ainsi l'anneau mastoïdien, dans lequel passait la carotide interne.

Ethmoïde.

Il existe quelquefois un quatrième cornet ou *Cornet de Santorini*. Le professeur Poirier prétend que cette disposition paraît normale chez les très jeunes sujets. (*Traité d'Anatomie humaine*, tome I, page 402.)

Frontal.

J'ai déjà signalé la persistance de la suture métopique. J'ajouterai encore l'exagération des proéminences des arcades sourcilières, l'effacement glabellaire et la suppression des dentures suturales, comme étant les anomalies les plus fréquentes.

Pariétal.

Le trou pariétal manquait deux fois. Je l'ai vu extrêmement large chez un vieillard contemporain.

Temporal.

J'ai pu me rendre compte que l'apophyse mastoïde n'existait point souvent chez le nouveau-né

Chez les adultes, au contraire, l'apophyse mastoïde atteint parfois des proportions considérables.

Enfin, anomalie curieuse, qui n'a pas été signalée, je crois, c'est l'absence de l'apophyse styloïde, remplacée par une éminence à peine visible, de façon que les muscles stylo-hyoïdien, stylo-glosse et stylo-pharyngien s'inséraient de chaque côté de l'éminence styloïde.

J'ai encore noté une grande divergence des lignes courbes temporales, soit dans leur écartement, soit dans leur rapprochement.

III. — DE LA FACE EN GÉNÉRAL

Ceux qui ont vécu en Normandie ou qui y ont séjourné quelque temps se rappellent fort bien la *coupe de figure* des paysans de cette province.

En général le front est droit, le nez légèrement arqué et le menton proéminent. Chez les vieillards surtout, cette disposition est facile à remarquer.

L'horizontalité du regard n'est pas toujours parfaite, et l'angle biorbitaire varie de 46°10 à 47°30.

Or, remarquez que le D' Topinard a trouvé chez un orang un angle biorbitaire de 45°90, la différence n'est donc pas excessive, surtout quand on la compare à la moyenne obtenue par la même hauteur sur 43 hommes divers, dont l'angle biorbitaire était de 47°47.

L'angle facial adopté par moi est celui de Cloquet : je ne me suis jamais servi des trois autres, et les résultats obtenus à l'aide du premier sont les suivants :

70°9,

71°2

71°0

72°0

IV. — OS DE LA FACE EN PARTICULIER

Maxillaire supérieur.

J'ai noté plusieurs fois l'absence de la suture palatine.

Palatins.

Rien d'anormal.

Malaires.

J'ai rencontré une seule fois chez un adulte une ébauche de la suture dentelée dont parle Romiti (1).

Os du nez.

Parfois soudés comme chez les Hottentots (2 0/0, en Normandie).

Os unguis.

Rien de particulier.

Cornets supérieur et inférieur et vomer.

Ne m'ont offert rien de particulier.

Maxillaire inférieur.

A noter chez quelques sujets l'exagération des tubercules géni. J'ai principalement rencontré cette anomalie sur des maxillaires inférieurs mérovingiens provenant de la collection de M. R. Fortin, de Rouen.

(1) Romiti. *Esh. d. atti delti Soc. josc. di sc. natur. Pisa, vol. X, fasc. 1.*)

V. — LE SQUELETTE

I. — *Colonne vertébrale.*

Ce serait une erreur de croire que la station droite est celle adoptée par la plupart des Normands.

Une rapide visite dans les hôpitaux réduit bien vite à néant cette illusion, et ce ne sont pas seulement les gens de la campagne que je vise en ce moment, mais aussi ceux des villes, y compris les femmes et les enfants.

Que les hygiénistes allèguent que ces déformations de la taille proviennent de mauvaises positions prises à l'école, c'est très possible, j'en suis même certain ; mais il y a aussi beaucoup de faiblesse de constitution.

En tous cas, voici quelques chiffres recueillis par moi dans divers hôpitaux :

Cyphose	8 0/0
Lordose	7 0/0
Scoliose	14 0/0

Je prie le lecteur de remarquer que ce chiffre de 14 0/0 pour la scoliose est significatif.

J'ai publié dans le *Bulletin de la Société des Amis des Sciences naturelles* (1) une courte note au sujet d'une vertèbre humaine anormale. Voici ce que je disais : « Cette vertèbre lombaire provient d'un squelette probablement de l'époque mérovingienne, trouvé à Maromme. Elle offre de caractéristique une apophyse ou facette qui n'existe jamais habituellement sur la face antérieure de la vertèbre. Cette prolifération osseuse n'a pas encore été observée, que je sache, par les anthropologistes. Peut-être pourrait-on invoquer une exostose comme cause de cette production anormale ; mais rien n'indique une maladie de l'os, et tout fait supposer que ce cas tératologique est congénital. La

(1) 1895. — *Note sur une vertèbre humaine anormale in Mélanges d'anthropologie et d'histoire naturelle.* Paris, 1897.

vertèbre supérieure n'a pas été retrouvée : peut-être présentait-elle une semblable anomalie. On comprendrait alors la raison d'être de cette facette. J'ajouterai que pareille prolifération osseuse n'est pas rare : mais ordinairement, elle est consécutive à un état pathologique, et de plus, on l'observe principalement sur les os longs et sur la voûte crânienne. Cette vertèbre fait partie de l'intéressante collection de M. Raoul Fortin, de Rouen. »

Le nombre des vertèbres qui composent le sacrum et le coccyx peut varier, on le sait. C'est ainsi que j'ai compté jusqu'à sept vertèbres coccygiennes.

II. — *Bassin.*

Voici quelques indices pelviens :

Hommes.	Femmes.
127,45	128,42
127,90	128,46
127,95	128,60
128,32	128,75
128,34	128,77
128,36	128,82
128,44	128,84
128,52	128,86
128,60	
128,70	
128,76	
128,81	

La moyenne donnée par MM. A. Hovelacque et G. Hervé, pour les Français est de 128,77 (d'après M. Topinard).

III. — *Membres supérieurs et inférieurs.*

Omoplate. — Indices scapulaires de cinq Normands :

$$65.70$$
$$65.76$$
$$65.82$$
$$65.90$$
$$65.96$$

Chez l'Européen, il est d'après Broca, de....... 65.91
et d'après Flower et Garson, de............... 65.02 (1).

Rapport des membres supérieurs aux membres inférieurs.

Ce rapport s'obtient en mesurant les longueurs des os secs moins le pied et la main, l'une donnant son grand axe et l'autre son épaisseur seulement.

J'ai préféré prendre les mesures comme M. Humphry, qui expriment le rapport des longueurs additionnées de l'humerus et du radius aux longueurs additionnées des fémurs et des tibias.

$$H + R : F + T$$

50 hommes 68.1
9 Normands .... 67.9 (Spalikowski).
4 chimpanzés 103.5
30 hommes .... 68.9 (Topinard).

Rapport du radius à l'humerus = 100.

Homme en général...	Humphry	75.1
— ...	Broca et Topinard...	76.1
Normands........	Spalikowski	75.1
Gorille	Humphry	77.1
—	Broca et Topinard...	79.8

(1) L'indice scapulaire se prend en notant la largeur de l'os et la longueur mesurée sur le bord vertébral.

Rapport du tibia au fémur = 100.

Homme en général...	Humphry	82.6
— ...	Broca et Topinard...	80.6
Normands........	Spalikowski	82.7
Gorille	Broca et Topinard...	77.8

Rapport de l'humérus au fémur = 100.

Homme en général...	Humphry	71.1
— ...	Broca et Topinard...	70.7
Normands	Spalikowski	71.1
Chimpanzé	Humphry	90.8
—	Broca et Topinard...	100.5

Rapport du pied et de la main = 100.

Homme en général...	Main	11.82
— ...	Pied...........	16.66
Normands	Main	11.90
—	Pied...........	16.90

IV. — *Grosseurs des os et rapports avec la taille.*

Pour obtenir la grosseur des os, j'ai suivi le procédé habituel qui consiste pour la grosseur absolue à mesurer la circonférence minima.

1° au fémur. — Au milieu de la bifurcation supérieure de la ligne âpre;

2° Au tibia. — Au-dessous de l'épanouissement inférieur du bord antérieur;

3° A l'humérus. — Au-dessous de l'empreinte deltoïdienne.

Pour rechercher la longueur absolue, je me suis servi de la planche ostéométrique.

Pour la mesure de l'indice de section :

$$\frac{\text{Circonf. minima} \times 100}{\text{Longueur absolue}} = \text{Indice de section.}$$

2 fémurs mérovingiens de la Seine-Inférieure :

   1° Longueur totale.................................. 470

      Circonfér. minima............................ 90

      Indice de section............................. 19.1

        Taille................. 1 m. 697.

   2° Longueur totale........................... 442

      Circonfér. minima 89

      Indice de section.......................... 20.1

        Taille............ .... 1 m. 66.

15 fémurs du xviii° siècle :

   Longueur totale............................. 410

   Circonfér. maxima......................... 88

   Indice de section........................... 20.0

   Rapport à la taille d'après M. Manouvrier :

      Taille............ 1 m. 61 environ.

2 tibias du xviii° siècle :

   Longueur absolue.......................... 370

   Circonfér. minima........................ 82

   Indice de section........................... 22.1

     Taille d'après M. Manouvrier... 1 m. 83.

22 fémurs contemporains :

   Longueur totale............................. 409

   Circonfér. minima........................ 86

   Indice de section........................... 21.0

     Taille........ 1 m. 58 environ.

1 humérus du xviii° siècle :

   Longueur absolue.......................... 345

   Circonfér. minima........................ 75

   Indice de section........................... 21.7

     Taille................. 1 m. 73.

12 Humérus du xixᵉ siècle :

Longueur absolue...................... 322
Circonfér. minima...................... 64
Indice de section...................... 19.8
Taille............... 1 m. 644.

25 tibias contemporains :

Longueur absolue...................... 367
Circonfér. minima 71
Iudice de section...................... 19.3
Taille............... 1 m. 659.

L'inspection de ces chiffres montre un singulier abaissement de la taille en Normandie depuis l'époque mérovingienne jusqu'à nos jours.

L'humérus ne m'a présenté que deux fois la perforation de l'olécrâne sur 127 cas.

L'un d'eux datait du xviiiᵉ siècle, l'autre était contemporain. Ce n'est donc qu'une exception fort intéressante cependant à mentionner.

Quant aux autres os, radius, cubitus, carpe, main, ils ne m'ont offert aucune particularité.

CHAPITRE III

« L'étude des muscles succède logiquement à celle du squelette. Leur disposition est subordonnée dans toute la série des mammifères à sa configuration et aux modifications que subissent les fonctions du mouvement. Nulle part dans l'organisme la grande loi physiologique que « l'usage fait l'organe » en l'atrophiant dans le cas contraire, ne trouve une démonstration plus palpable. Cependant le type varie peu, ce sont les mêmes muscles, mais ici un faisceau charnu se renforce ou se réduit à un vestige, là une portion s'isole, se subdivise, ou ses insertions se font un peu plus près où un peu plus loin. Les muscles des singes sont tellement identiques à ceux de l'homme, que jusqu'au xv⁰ siècle, leur description remplaçait absolument celle de ces derniers. » Ainsi commence le troisième chapitre de l'anthropologie du docteur Topinard. Aussi, les anomalies musculaires correspondent-elles le plus souvent aux anomalies osseuses. Mais il faudrait le talent d'un Chudzinski ou d'un Ledouble pour faire le tableau des anomalies musculaires rencontrées en Normandie. Ce travail n'est pas fait, il exigerait une vie d'homme.

Je n'ai que quelques notes bien courtes ; d'ailleurs, il est à remarquer que dans les amphithéâtres de dissection les anomalies musculaires se rencontrent rarement. L'exagération d'étendue des peauciers, l'existence de faisceaux supplémentaires dans les fléchisseurs, un prolongement surnuméraire du petit pectoral, la bifidité on trifidité des expansions du deltoïde sont à peu près tout ce que l'on voit habituellement.

Je noterai enfin le développement exagéré des muscles auriculaires, permettant de faire mouvoir les oreilles comme les grands mammifères.

Je souhaite que d'autres après moi reprennent ces recherches qui nécessitent malheureusement de longues heures de dissections minutieuses dans les amphithéâtres.

II. — ÉVOLUTION DES DENTS

L'évolution des dents chez les Normands, d'après mes observations, se fait de la façon suivante :

Dents temporaires.

Incisives moyennes inférieures............	4ᵉ au 9ᵉ mois.
— supérieures.........	10ᵉ mois.
— latérales inférieures.........	8ᵉ au 15ᵉ mois.
— — supérieures........	16ᵉ mois.
Premières petites molaires inférieures...	16ᵉ au 24ᵉ mois.
— supérieures..	25ᵉ au 26ᵉ mois.
Canines.................................	31ᵉ au 32ᵉ mois.
Secondes petites molaires inférieures....	28ᵉ au 40ᵉ mois.
— supérieures...	30ᵉ mois.

Dents permanentes.

Premières grosses molaires............	6 à 7 ans.
Incisives moyennes inférieures.........	7 ans.
— supérieures........	7 à 9 ans.
— latérales............	8 1/2, 9 et 10 ans.
Premières petites molaires..............	9 à 11 ans.
Deuxièmes petites molaires.............	12 ans.
Canines.................................	11 ans.
Deuxièmes grosses molaires............	12 à 14 ans.
Troisièmes grosses molaires...........	18 à 30 ans.

CHAPITRE IV

RECHERCHES SUR LES CARACTÈRES PHYSIOLOGIQUES DES NORMANDS

J'étudie dans les pages suivantes les caractères physiologiques communs aux deux sexes en Normandie.

J'entends par là :

1° La température du corps ;
2° La circulation du sang ;
3° La respiration ;
4° La force musculaire ;
5° La locomotion ;
6° Les fonctions sensorielles ;
7° La calvitie.

Les caractères physiologiques.

Croirait-on que cette partie de la science de l'homme est encore à l'état embryonnaire : « Cela tient à ce que les recherches de physiologie comparée, relatives même à des phénomènes simples et faciles à constater au premier coup d'œil, exigent un nombre de faits bien supérieur à celui des observations nécessaires pour déterminer les caractères anatomiques d'une race. Les phénomènes physiologiques présentent souvent, en effet, des variétés individuelles beaucoup plus étendues que les faits anatomiques, et il importe, par conséquent, pour les étudier, de relever un nombre beaucoup plus considérable de cas particuliers. Il y a enfin des questions physiologiques qui ne peuvent être étudiées par la méthode des moyennes, parce que les éléments qui s'y rapportent ne peuvent être exprimés en chiffres. » (A Hovelacque et G. Hervé).

Température du corps.

Il n'y a qu'un moyen de prendre la température, c'est de se servir du thermomètre médical.

Quant à l'endroit où il faut le placer, il varie selon les cas. Cliniquement, on se contente de prendre la température sous les aisselles ou dans le rectum.

Mais on conçoit que pour obtenir des résultats faciles à comparer, il faut absolument adopter un seul endroit.

J'ai donc dû me livrer à une petite étude préliminaire qui ne manque pas d'intérêt.

Quelques auteurs ont signalé la différence de température de l'aisselle et du rectum.

Wunderlich entre autres avait trouvé sous l'aisselle une température moyenne de 37°2 et une autre de 37°3 dans le rectum, Jurgens en avait même noté 37°8 dans le rectum.

Sur 38 individus chez lesquels j'ai pris les deux températures, j'ai trouvé les chiffres suivants :

	Temper. axillaire.	Temp. rectale.
1	37°4	37°11
2	37°5	37°10
3	37°9	37°12
4	37°9	37°13
5	37°9	37°10
6	37°0	37°10
7	37°9	37°11
8	37°10	37°14
9	37°12	37°16
10	37°12	37°23
11	37°13	37°16
12	37°14	37°15
13	37°14	37°17
14	37°19	37°25
15	37°21	37°24
16	37°22	37°24
17	37°24	27°25
18	37°32	37°36
19	37°35	37°45
20	37°36	37°40
21	37°45	37°48
22	37°51	37°54
23	37°54	37°57
24	37°59	37°63

	Tempér. axillaire.	Temp. rectale.
25.........	37·62	37·69
26.........	37·70	37·74
27.........	37·70	37·75
28.........	37·71	37·72
29.........	37·74	37·76
30.........	37·80	37·89
31.........	37·87	37·90
32.........	37·89	37·94
33.........	37·95	37·96
34.........	37·97	37·99
35.........	38·02	38·04
36.........	38·10	38·11
37.........	38·14	38·16
38.........	38·20	38·24

Pour chaque expérience, les individus étaient couchés ou à l'état de repos, et je ne retirai mon thermomètre que lorsque l'ascension de la colonne de mercure était arrêtée depuis plusieurs minutes.

Comme on le voit, l'écart entre la température axillaire et rectale est parfois très élevé, aussi ai-je renoncé promptement à la température rectale qui d'ailleurs présentait beaucoup d'inconvénients, pour m'en tenir exclusivement à la température axillaire. De plus j'ai toujours eu soin de me servir du même thermomètre.

Mes observations, au nombre de 140, ont porté sur l'enfant, la femme et le vieillard, au printemps, à l'automme, en hiver, le matin et le soir.

Voici le résumé de mes recherches :

D'APRÈS LES SAISONS

Enfants.

Printemps :
    Température moyenne........................ .... 37·60
Été :
    Température moyenne........................... 37·50

Automne :

    Température moyenne.............................. 37°55

Hiver :

    Température moyenne.............................. 37°58

Moyenne générale : 37°58.

ADULTES

Hommes.

Printemps :

    Température moyenne.............................. 37°30

Été :

    Température moyenne.............................. 37°25

Automne :

    Température moyenne.............................. 37°34

Hiver :

    Température moyenne.............................. 37°35

Moyenne générale : 37°30.

Femmes.

Printemps :

    Température moyenne.............................. 37°34

Été :

    Température moyenne.............................. 37°30

Automne :

    Température moyenne.............................. 37°35

Hiver :

    Température moyenne.............................. 37°35

Moyenne générale : 37°32.

Vieillards.

Printemps :
   Température moyenne............................... 37°24

Été :
   Température moyenne.............................. 37°20

Automne :
   Température moyenne.............................. 37°22

Hiver :
   Température moyenne.............................. 37°25

Moyenne générale : 37°22.

D'APRÈS LES HEURES

Enfants. — Température moyenne : matinale... 37°32
   —   —   vespérale .. 37°55
Adultes. — Température moyenne : matinale.... 37°28
   —   —   vespérale.... 37°32
Vieillards. — Température moyenne : matinale. 37°20
   —   —   vespérale. 37°23

Nuit et jour :

Enfants. — Jour................................... 37°55
   —   Nuit.................................... 37°53
Adultes. — Jour................................... 37°33
   —   Nuit.................................... 37°30
Vieillards. — Jour................................ 37°22
   —   Nuit.................................... 37°20

En résumé, *la température du corps est sensiblement la même dans toutes les saisons et à toutes les heures chez le sujet sain.*

Si je compare maintenant ces chiffres à ceux des races européennes, j'obtiens le tableau suivant :

RACE CAUCASIQUE

Peuples.	Lieux d'observation.	Noms des observateurs.	Températures moyennes.
Européens. —	En Europe......	»	37°
—	—Normandie...	Spalikowski	37°32
—	—Guadeloupe...	Guegen....	»
—	—Guyane......	Hache.....	»
—	—Guyane......	Maurel....	37°45
—	—Guadeloupe ..	Maurel....	»
Hindous. —	—Inde	Jousset....	37°64
—	—Guadeloupe ..	Maurel....	37°67
—	—Inde	Jousset....	37°85
—	—Guyane......	Maurel....	37°44

RACE MONGOLE

Peuples.	Lieux d'observation.	Noms des observateurs.	Températures moyennes.
Cochinchinois. —	»	Jousset....	37°60
Chinois. —	»	Jousset....	37°85

RACE NOIRE

Peuples.	Lieux d'observation.	Noms des observateurs.	Températures moyennes.
»	— Guadeloupe ..	Maurel....	37°44

D'où je peux conclure, avec le docteur Maurel (1) : « La température dans les différentes races doit être considérée comme sensiblement la même. Les différences qui existeraient ne se traduiraient que par quelques dixièmes de degré et seulement dans les moyennes.

« Même en admettant l'existence de ces différences, elles sont trop peu marquées et trop inconstantes pour qu'on puisse en

(1) Dr Maurel. De l'influence des climats et de la race sur la température normale de l'homme. Bull. de la Soc. d'anthrop. de Paris, t. VII, 3e série 1881, p. 371.

tenir compte, soit au point de vue anthropologique, soit au point de vue clinique. »

Je rappellerai seulement, à titre de comparaison, que la température des animaux est plus élevée que celle de l'homme, et est en moyenne de 39°5 : celle des oiseaux encore davantage, elle atteint 42° (1).

L'influence des saisons est nulle, aussi bien que celle des âges.

———

CIRCULATION DU SANG

« L'influence de la race sur la fréquence du pouls ne se dégage pas des séries d'observations jusqu'à présent recueillies : les variations sont trop faibles, eu égard surtout aux nombreux facteurs (âge, sexe, individu, taille, digestion, exercice, etc.), qui, dans les conditions physiologiques, interviennent pour accélérer ou ralentir les battements cardiaques.

« Les éléments figurés du sang ne présentent, suivant les races, aucun caractère spécial. Le nombre des globules dépend de tant de conditions variables (hygiène, alimentation, santé ou maladie, etc.), que les différences ethniques, s'il en existe, échappent fatalement aux méthodes de numération (2). »

Ce n'est donc que sous toutes réserves que je donne les chiffres suivants :

Pouls des enfants en Normandie........ 76.9
 — adultes en Normandie........ 74.9
 — vieillards en Normandie..... 72.4

M. Topinard avait noté les résultats ci-après :

8,284 soldats blancs 74.8
1,080 anglais 80.0
70 belges..................... 71.0

(1) Cf. Hédon, *Précis de physiologie*. Paris, O. Doin, 1896.
(2) A. Hovelacque et G. Hervé. *Précis d'anthropologie*, p. 313.

DESACIDIFIE

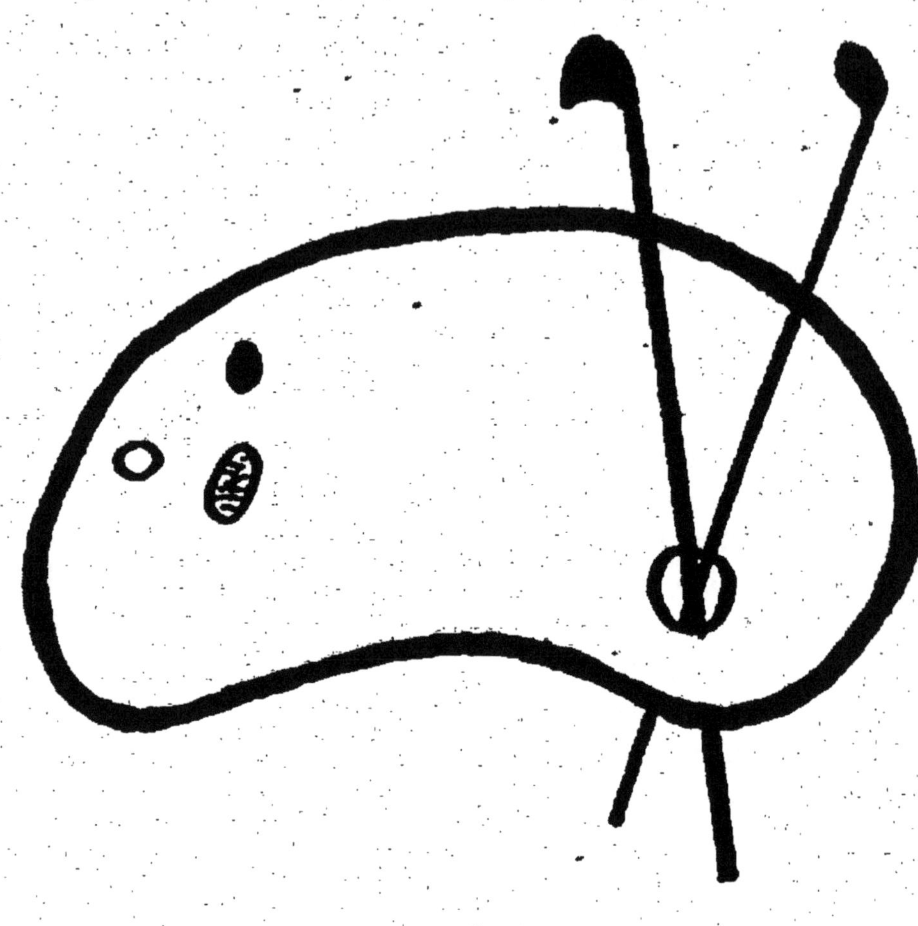

ORIGINAL EN COULEUR
NP Z 43-120-4

www.ingramcontent.com/pod-product-compliance
Ingram Content Group UK Ltd.
Pitfield, Milton Keynes, MK11 3LW, UK
UKHW021037120726
13693UKWH00005B/2330